Ayuno intermitente para principiantes

La guía paso a paso para principiantes
Camino eficaz hacia la salud óptima y
la pérdida de peso saludable

Índice de contenidos

RECETAS PARA EL DESAYUNO

Espléndido pan bajo en carbohidratos

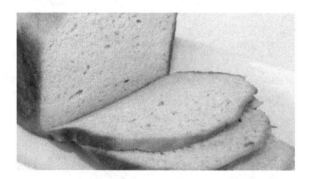

Tiempo de preparación: 15 minutos

Tiempo de cocción: de 60 a 70 minutos

Porciones: 12

Ingredientes:

- ½ cucharadita de hierbas, como albahaca, romero u orégano
- ½ cucharadita de ajo o cebolla en polvo
- Cucharada de polvo de hornear
- 5 cucharadas de cáscara de psilio en polvo
- ½ taza de harina de almendra
- ½ taza de harina de coco
- ¼ de cucharadita de sal

- 1 ½ taza de claras de huevo
- Cucharada de aceite o mantequilla derretida
- Cucharada de vinagre de sidra de manzana
- 1/3 a ¾ de taza de agua caliente

Direcciones:

1. Engrase un molde para pan y precaliente el horno a 350F.
2. En un bol, bata la sal, la cáscara de psilio en polvo, la cebolla o el ajo en polvo, la harina de coco, la harina de almendras y la levadura en polvo.
3. Incorporar las claras de huevo, el aceite y el vinagre de sidra de manzana. Añadir poco a poco el agua caliente, removiendo hasta que la masa aumente de tamaño. No añadir demasiada agua.
4. Moldear la masa en un rectángulo y transferirla a un molde para pan engrasado.
5. Hornee durante 60 a 70 minutos, o hasta que la corteza esté firme y dorada por encima.
6. Enfriar y servir.

Nutrición: Calorías: 97, Grasas: 5,7g, Carbohidratos: 7,5g, Proteínas: 4,1g

Pan de almendras con harina de coco

Tiempo de preparación: 10 minutos

Tiempo de cocción: 30 minutos

Porciones: 4

Ingredientes:

- Cucharada de mantequilla derretida
- 1 cucharada de aceite de coco derretido
- 6 huevos
- 1 cucharadita de bicarbonato de sodio
- Cucharada de linaza molida
- 1 ½ cucharadas de cáscara de psilio en polvo
- 5 cucharadas de harina de coco
- 1 ½ taza de harina de almendra

Direcciones:

1. Precalentar el horno a 400F.
2. Mezclar los huevos en un bol durante unos minutos.
3. Añadir la mantequilla y el aceite de coco y mezclar una vez más durante 1 minuto.
4. Añade a la mezcla la harina de almendras, la harina de coco, el bicarbonato, la cáscara de psyllium y la linaza molida. Dejar reposar durante 15 minutos.
5. Engrasar el molde para pan con aceite de coco. Verter la mezcla en el molde.
6. Introducir en el horno. Hornear hasta que un palillo salga seco, unos 25 minutos.

Nutrición: Calorías: 475, Grasas: 38g, Carbohidratos: 7g, Proteínas: 19g

Pan rápido bajo en carbohidratos

Tiempo de preparación: 45 minutos

Tiempo de cocción: 40 a 45 minutos

Porciones: 16

Ingredientes:

- 2/3 de taza de harina de coco
- ½ taza de mantequilla derretida
- 3 cucharadas de aceite de coco derretido
- 1/3 de taza de harina de almendra
- ½ cucharadita de goma xantana
- cucharadita de polvo de hornear
- 6 huevos grandes
- ½ cucharadita de sal

Direcciones:

1. Precalentar el horno a 350F. Cubra el molde para pan con papel para hornear.
2. Batir los huevos hasta que estén cremosos.
3. Añadir la harina de coco y la harina de almendras, mezclándolas durante 1 minuto. A continuación, añade la goma xantana, el aceite de coco, la levadura en polvo, la mantequilla y la sal y mézclalos hasta que la masa se vuelva espesa.
4. Poner la masa terminada en la línea preparada del molde para pan.
5. Poner en el horno y hornear de 40 a 45 minutos. Comprobar con un cuchillo.
6. Cortar y servir.

Nutrición: Calorías: 174, Grasas: 15g, Carbohidratos: 5g, Proteínas: 5g

Panes intermitentes

Tiempo de preparación: 10 minutos

Tiempo de cocción: 20 minutos

Porciones: 12

Ingredientes:

- Una pizca de sal
- 4 cucharadas de queso crema light, ablandado
- ½ cucharadita de crémor tártaro
- 4 huevos, con las yemas y las claras separadas

Direcciones:

1. Caliente 2 rejillas en el medio del horno a 350F.
2. Forrar 2 moldes para hornear con papel pergamino, y luego engrasar con aceite en aerosol.
3. Separar las yemas de las claras. Poner en cuencos separados.
4. Batir las claras de huevo y el cremor tártaro con una batidora manual a punto de nieve, entre 3 y 5 minutos. No batir en exceso.
5. Bata el queso crema, la sal y las yemas de huevo hasta que esté suave.
6. Incorporar lentamente la mezcla de queso a las claras hasta que estén esponjosas.
7. Vierta ¼ de taza de la masa en las bandejas para hornear, 6 montículos en cada bandeja.
8. Hornear de 20 a 22 minutos, alternando las rejillas a mitad de camino.
9. Enfriar y servir.

Nutrición: Calorías: 41, Grasas: 3,2g, Carbohidratos: 1g, Proteínas: 2,4g

Pan de ajo con queso

Tiempo de preparación: 10 minutos

Tiempo de cocción: 15 minutos

Porciones: 10

Ingredientes:

- 170 g de queso mozzarella rallado
- 85g de harina de almendra
- cucharada de ajo machacado
- Cucharada de queso de untar
- 1 cucharadita de levadura en polvo
- 1 cucharada de perejil seco
- 1 huevo mediano
- 1 pizca de sal

Direcciones:

1. Añade todos los ingredientes en un bol, excluyendo el huevo.
2. Remover ligeramente la mezcla hasta que esté combinada.
3. Colocar el bol en el microondas y calentar en el microondas durante 1 minuto a máxima potencia.
4. Remover la mezcla y calentar en el microondas durante 30 segundos más.
5. Añadir el huevo a la masa y remover suavemente hasta que se incorpore.
6. Añadir la mezcla en una bandeja de horno preparada y moldear en forma de pan.
7. Espolvorear el queso sobrante sobre el pan.

8. Hornee el pan durante 15 minutos a 425F, o hasta que esté dorado.

Nutrición: Calorías: 117,4, Grasas: 9,8g, Carbohidratos: 2,4g, Proteínas: 6,2g

Pan de limón con harina de almendra

Tiempo de preparación: 15 minutos

Tiempo de cocción: 45 minutos

Raciones: 2

Ingredientes:

- cucharadita de hierbas francesas
- 1 cucharadita de zumo de limón
- 1 cucharadita de sal
- 1 cucharadita de cremor tártaro
- cucharadita de polvo de hornear
- ¼ de taza de mantequilla derretida
- 5 huevos grandes, divididos
- ¼ de taza de harina de coco
- 1 ½ taza de harina de almendra

Direcciones:

1. Precalentar el horno a 350F. Batir las claras y el cremor tártaro hasta que se formen picos suaves.
2. En un bol, combine la sal, las yemas de huevo, la mantequilla derretida y el zumo de limón. Mezclar bien.
3. Añadir la harina de coco, la harina de almendras, las hierbas y la levadura en polvo. Mezclar bien.
4. Añadir a la masa 1/3 de las claras de huevo y mezclar hasta que estén bien mezcladas.
5. Añadir el resto de la mezcla de las claras de huevo y mezclar lentamente para incorporar todo. No mezclar en exceso.

6. Engrasar un molde para pan con mantequilla o aceite de coco.

7. Vierta la mezcla en el molde para pan y hornee durante 30 minutos.

Nutrición: Calorías: 115, Grasas: 9,9g, Carbohidratos: 3,3g, Proteínas: 5,2g

Pan de semillas y frutos secos

Tiempo de preparación: 10 minutos

Tiempo de cocción: 40 minutos

Porciones: 24

Ingredientes:

- 3 huevos
- ¼ de taza de aceite de aguacate
- cucharadita de cáscara de psilio en polvo
- 1 cucharadita de vinagre de sidra de manzana
- ¾ de cucharadita de sal
- 5 gotas de stevia líquida
- 1 ½ tazas de almendras crudas sin sal
- ½ taza de pepitas crudas sin sal
- ½ taza de semillas de girasol crudas sin sal
- ½ taza de semillas de lino

Direcciones:

1. Precalentar el horno a 325F. Forrar un molde para pan con papel pergamino.

2. En un bol enorme, bata el aceite, los huevos, la cáscara de psilio en polvo, el vinagre, la sal y la stevia líquida.
3. Incorpore las pepitas, las almendras, las semillas de girasol y las semillas de lino hasta que estén bien combinadas.
4. Vierta la masa en el molde preparado, alísela y déjela reposar durante 2 minutos.
5. Hornear durante 40 minutos.
6. Enfriar, cortar en rodajas y servir.

Nutrición: Calorías: 131, Grasas: 12g, Carbohidratos: 4g, Proteínas: 5g

Pan Puri

Tiempo de preparación: 10 minutos

Tiempo de cocción: 5 minutos

Porciones: 6

Ingredientes:

- taza de harina de almendras, tamizada
- ½ taza de agua tibia
- cucharada de mantequilla clarificada
- 1 taza de aceite de oliva para freír
- Sal al gusto

Direcciones:

1. Salar el agua y añadir la harina.
2. Hacer un agujero en el centro de la masa y verter la mantequilla clarificada caliente.
3. Amasar la masa y dejarla reposar durante 15 minutos, tapada.
4. Formar 6 bolas.
5. Aplastar las bolas en 6 rondas finas utilizando un rodillo.
6. Calentar suficiente aceite para cubrir completamente una sartén redonda.
7. 7Coloque un puri en él cuando esté caliente.
8. Freír durante 20 segundos por cada lado.
9. Colocar en una toalla de papel.
10. Repetir con el resto de los puris y servir.

Nutrición: Calorías: 106 Grasas: 3g Carbohidratos: 6g Proteínas: 3g

RECETAS DE ALMUERZO

Cazuela de pescado intermitente

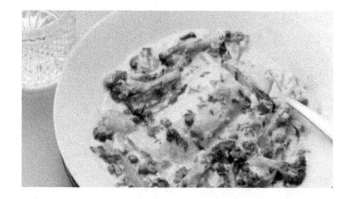

Tiempo de preparación: 10 minutos

Tiempo de cocción: 20 minutos

Porciones: 4

Ingredientes:

- 2 cucharadas de aceite de oliva

- 15 oz. de brócoli

- 6 cebollas

- 2 cucharadas de alcaparras pequeñas

- 1/6 oz. de mantequilla, para engrasar la cazuela

- 25 oz. de pescado blanco, en trozos del tamaño de una porción

- 1¼ tazas de nata para montar

- 1 cucharada de mostaza de Dijon

- 1 cucharadita de sal

- ¼ de cucharadita de pimienta negra molida

- 1 cucharada de perejil seco

- 3 oz. de mantequilla

Direcciones:

1. Precaliente el horno a 400°F.

2. Dividir el brócoli en cabezas de floretes más pequeños e incluir los tallos. Pélalo con un cuchillo afilado o un pelapatatas si el tallo es áspero o tiene hojas.

3. Freír los ramilletes de brócoli en aceite a fuego medio-alto durante unos 5 minutos, hasta que estén dorados y blandos. Sazonar con sal y pimienta al gusto.

4. Añadir las cebolletas picadas y las alcaparras. Sofreír esto durante 1 o 2 minutos más y colocar las verduras en una fuente de horno que haya sido engrasada.

5. Colocar el pescado bien entre las verduras.

6. Mezclar el perejil, la nata líquida y la mostaza. Vierta esto sobre el pescado y las verduras. Cubrirlo con rodajas de mantequilla.

7. Hornee el pescado hasta que esté bien cocido y se desmenuce fácilmente con un tenedor. Servir tal cual, o con una sabrosa ensalada verde.

Nutrición: Calorías: 314 Proteínas: 20 Gramos Grasas: 8 Gramos Carbohidratos netos: 5 Gramos

Asado de cerdo en cocción lenta intermitente

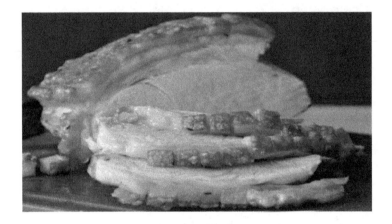

Tiempo de preparación: 35 minutos

Tiempo de cocción: 8 horas y 20 minutos

Porciones: 4

Ingredientes:

- 30 oz. de paleta o asado de cerdo

- ½ cucharada de sal

- 1 hoja de laurel

- 5 negro pep

- ½ cucharada de granos de pimienta

- 2½ tazas de agua

- 2 cucharaditas de tomillo seco o romero seco

- 2 dientes de ajo

- 1½ oz. de jengibre fresco

- 1 cucharada de aceite de oliva o de coco

- 1 cucharada de pimentón en polvo

- ½ cucharadita de pimienta negra molida

- Salsa cremosa:

- 1½ tazas de nata para montar

- Jugos del asado

Direcciones:

1. Precalentar el horno a fuego lento a 200°F.

2. Sazona la carne con sal y colócala en una fuente de horno profunda.

3. Añadir agua. Añade una hoja de laurel, granos de pimienta y tomillo para sazonar más. Coloque la fuente de cocción en el horno durante 7 u 8 horas y cúbrala con papel de aluminio.

4. Si utiliza una olla de cocción lenta para esto, haga el mismo proceso que en el paso 2, sólo añada 1 taza de agua. Cocínalo durante 8 horas a fuego lento o durante 4 horas a fuego alto.

5. Saque la carne de la fuente de horno y reserve los jugos de la sartén en una sartén aparte para hacer la salsa.

6. Suba el horno a 450°F.

7. Picar finamente o prensar el ajo y el jengibre en un bol pequeño. Añade el aceite, las hierbas y la pimienta y remueve bien para combinarlos.

8. Frote la carne con la mezcla de ajo y hierbas.

9. Vuelva a colocar la carne en la fuente de horno y ásela durante unos 10 a 15 minutos o hasta que se vea dorada.

10. Corta la carne en rodajas finas para servirla con la salsa cremosa y una guarnición de verduras fibrosas

11. Salsa:

12. Colar los jugos de la sartén reservados para eliminar los trozos sólidos del líquido. Hervir y reducir los jugos de la

sartén a la mitad del volumen original, esto debería ser alrededor de 1 taza.

13. Verter la reducción en una olla con la nata para montar. Llevar a ebullición. Reduzca el fuego y déjelo cocer a fuego lento hasta obtener la consistencia deseada para una salsa cremosa.

Nutrición: Calorías: 432 Proteínas: 15 Gramos Grasas: 29 Gramos Carbohidratos netos: 13 Gramos

Huevos fritos con col rizada y cerdo

Tiempo de preparación: 15 minutos

Tiempo de cocción: 20 minutos

Porciones: 5

Ingredientes:

- ½ libra de col rizada

- 3 oz. de mantequilla

- 6 oz. de panza de cerdo ahumada o tocino

- ¼ de taza de arándanos congelados

- 1 oz. de pacanas o nueces

- 4 huevos

- Sal y pimienta

Direcciones:

1. Corta y pica la col rizada en cuadrados grandes. Si lo desea, puede utilizar col rizada pequeña prelavada como método abreviado. Derrite dos tercios de la mantequilla en una sartén y fríe la col rizada a fuego fuerte hasta que esté ligeramente dorada por los bordes.

2. Retirar la col rizada de la sartén y reservarla. Dorar la panza de cerdo en la misma sartén hasta que esté crujiente.

3. Bajar el fuego. Vuelva a poner la col rizada salteada en la sartén y añada los arándanos y las nueces. Remover esta mezcla hasta que se caliente. Póngalo en un bol aparte.

4. Subir el fuego una vez más y freír los huevos en la cantidad restante de mantequilla. Añadir sal y pimienta al gusto. Servir los huevos y las verduras inmediatamente.

Nutrición: Calorías: 180 Proteínas: 23 Gramos Grasas: 30 Gramos Carbohidratos netos: 13 Gramos

Sopa de coliflor con panceta

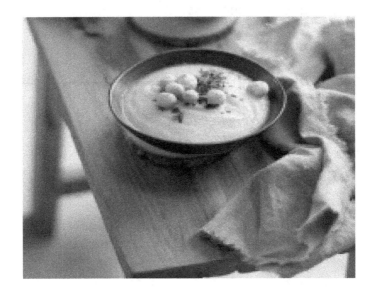

Tiempo de preparación: 15 minutos

Tiempo de cocción: 35 minutos

Porciones: 4

Ingredientes:

- 4 tazas de caldo de pollo o de verduras

- 15 oz. de coliflor

- 7 oz. de queso crema

- 1 cucharada de mostaza de Dijon

- 4 oz. de mantequilla

- Sal y pimienta

- 7 oz. de panceta o tocino, en dados

- 1 cucharada de mantequilla para freír

- 1 cucharadita de pimentón en polvo o chile ahumado en polvo

- 3 oz. de nueces

Direcciones:

1. Recorta la coliflor y córtala en cabezas de floretes más pequeños. Cuanto más pequeños sean los ramilletes, más rápido estará lista la sopa.

2. Reservar un puñado de la coliflor fresca y picarla en trocitos de 1/4 de pulgada.

3. Saltear la coliflor finamente picada y la pànceta en mantequilla hasta que esté crujiente. Añadir al final algunas nueces y el pimentón en polvo. Reservar la mezcla para servirla.

4. Hervir la coliflor hasta que esté blanda. Añade el queso crema, la mostaza y la mantequilla.

5. Remover bien la sopa, utilizando una batidora de inmersión, para conseguir la consistencia deseada. La sopa será más cremosa cuanto más tiempo se mezcle. Salpimentar la sopa al gusto.

6. Servir la sopa en cuencos, y cubrirla con la mezcla de panceta frita.

Nutrición: Calorías: 112 Proteínas: 10 Gramos Grasas: 22 Gramos Carbohidratos netos: 21 Gramos

Mayonesa de mantequilla

Tiempo de preparación: 20 minutos

Tiempo de cocción: 25 minutos

Porciones: 4

Ingredientes:

- 51/3 oz. de mantequilla

- 1 yema de huevo

- 1 cucharada de mostaza de Dijon

- 1 cucharadita de zumo de limón

- ¼ de cucharadita de sal

- 1 pizca de pimienta negra molida

Direcciones:

1. Derretir la mantequilla en un cazo pequeño. Verterla en una jarra pequeña o en una jarra con pico y dejar que la mantequilla se enfríe.

2. Mezclar las yemas de huevo y la mostaza en un bol pequeño. Verter la mantequilla en un chorro fino mientras se bate con una batidora de mano. Dejar el sedimento que se deposita en el fondo.

3. Seguir batiendo la mezcla hasta que la mayonesa se vuelva espesa y cremosa. Añade un poco de zumo de limón. Condimentar con sal y pimienta negra. Sírvalo inmediatamente.

Nutrición: Calorías: 428 Proteínas: 45 Gramos Grasas: 4 Gramos Carbohidratos netos: 14 Gramos

Pastel de carne envuelto en tocino

Tiempo de preparación: 10 minutos

Tiempo de cocción: 15 minutos

Porciones: 3

Ingredientes:

- 2 cucharadas de mantequilla
- 1 cebolla amarilla, finamente picada
- 25 onzas de carne molida de res o cordero/cerdo molido
- ½ taza de nata para montar
- ½ taza de queso rallado
- 1 huevo
- 1 cucharada de orégano seco o albahaca seca
- 1 cucharadita de sal
- ½ cucharadita de pimienta negra molida
- 7 oz. de tocino en rodajas
- 1¼ tazas de nata para montar, para la salsa

Direcciones:

1. Precaliente el horno a 400°F.
2. Freír la cebolla hasta que esté blanda pero no demasiado dorada.

3. Mezclar la carne picada en un bol con todos los demás ingredientes, menos el tocino. Mézclela bien, pero evite trabajarla demasiado, ya que no quiere que la mezcla quede densa.

4. Moldear la carne en forma de pan y colocarla en una fuente de horno. Envuelva el pan completamente con el tocino.

5. Hornea el pan en la rejilla central del horno durante unos 45 minutos. Si nota que el tocino empieza a cocinarse demasiado antes de que la carne esté hecha, cúbralo con un poco de papel de aluminio y baje un poco el fuego, ya que no quiere que el tocino se queme.

6. Guarde todos los jugos que se han acumulado en la fuente de horno de la carne y el tocino, y utilícelos para hacer la salsa. Mezcla estos jugos y la nata en un cazo más pequeño para la salsa.

7. Llevar a ebullición, bajar el fuego y dejar cocer a fuego lento de 10 a 15 minutos hasta que tenga la consistencia adecuada y no queden grumos.

8. Sirve el pastel de carne.

9. Servir con brócoli recién hervido o con un poco de coliflor con mantequilla, sal y pimienta.

Nutrición: Calorías: 308 Proteínas: 21 Gramos Grasas: 8 Gramos Carbohidratos netos: 19 Gramos

Salmón intermitente con puré de brócoli

Tiempo de preparación: 20 minutos

Tiempo de cocción: 15 minutos

Porciones: 5

Ingredientes:

- Hamburguesas de salmón:

- 1½ lbs. de salmón

- 1 huevo

- ½ cebolla amarilla

- 1 cucharadita de sal

- ½ cucharadita de pimienta

- 2 oz. de mantequilla, para freír

- Puré verde

- 1 libra de brócoli

- 5 oz. de mantequilla

- 2 oz. de parmesano rallado

- Sal y pimienta

- Mantequilla de limón:

- 4 oz. de mantequilla a temperatura ambiente

- 2 cucharadas de zumo de limón

- Sal y pimienta al gusto

Direcciones:

1. Precalentar el horno a 220° F. Cortar el pescado en trozos más pequeños y colocarlo, junto con el resto de los ingredientes para la hamburguesa, en un procesador de alimentos.

2. Mézclalo durante 30 a 45 segundos hasta que tengas una mezcla áspera. No lo mezcle demasiado a fondo ya que no quiere hamburguesas duras.

3. Forme de 6 a 8 hamburguesas y fríalas de 4 a 5 minutos por cada lado a fuego medio en una cantidad generosa de mantequilla. O incluso en aceite si lo prefiere. Manténgalas calientes en el horno.

4. Recorta el brócoli y córtalo en ramilletes más pequeños. También puedes utilizar los tallos, sólo tienes que pelarlos y cortarlos en trozos pequeños.

5. Poner a hervir una olla con agua salada y añadir el brócoli. Cocerlo durante unos minutos hasta que esté blando, pero no hasta que pierda toda la textura. Escurrir y desechar el agua de cocción.

6. Utilice una batidora de inmersión o incluso un robot de cocina para mezclar el brócoli con la mantequilla y el queso parmesano. Sazona el puré de brócoli al gusto con sal y pimienta.

7. Prepare la mantequilla de limón mezclando la mantequilla a temperatura ambiente con el zumo de

limón, la sal y la pimienta en un bol pequeño con unas batidoras eléctricas.

8. Sirve las hamburguesas calientes con la guarnición de puré de brócoli verde y una cucharada de mantequilla de limón fresca fundida sobre la hamburguesa.

Nutrición: Calorías: 156 Proteínas: 15 Gramos Grasas: 11 Gramos Carbohidratos netos: 5 Gramos

Salchichas y verduras al horno

Tiempo de preparación: 10 minutos

Tiempo de cocción: 25 minutos

Raciones: 2

Ingredientes:

- 1 oz. de mantequilla, para engrasar la bandeja de hornear

- 1 calabacín pequeño

- 2 cebollas amarillas

- 3 dientes de ajo

- 51/3 oz. de tomates

- 7 oz. de mozzarella fresca

- Sal marina

- Pimienta negra

- 1 cucharada de albahaca seca

- Aceite de oliva

- 1 libra de salchichas en eslabones, en eslabones

- Para las porciones:

- 1/2 taza de mayonesa

Direcciones:

1. Precalentar el horno a 400°F. Engrasar la fuente de horno con mantequilla.

2. Dividir el calabacín en trozos del tamaño de un bocado. Pelar y cortar la cebolla en gajos. Cortar el ajo en rodajas o en trozos.

3. Coloque los calabacines, las cebollas, el ajo y los tomates en la fuente de horno. Cortar el queso en dados y colocarlo entre las verduras. Condimentar con sal, pimienta y albahaca.

4. Rociar las verduras con aceite de oliva y poner encima la salchicha.

5. Hornear hasta que las salchichas estén bien cocidas y las verduras estén doradas.

6. Servir con una porción de mayonesa.

Nutrición: Calorías: 176 Proteínas: 31 gramos Grasas: 12 gramos Carbohidratos netos: 10 gramos

Quiche de aguacate intermitente

Tiempo de preparación: 15 minutos

Tiempo de cocción: 10 minutos

Porciones: 4

Ingredientes:

- Corteza de pastel

- ¾ de taza de harina de almendra

- 4 cucharadas de semillas de sésamo

- 4 cucharadas de harina de coco

- 1 cucharada de cáscara de psilio en polvo

- 1 cucharadita de polvo de hornear

- 1 pizca de sal

- 3 cucharadas de aceite de oliva o de coco

- 1 huevo

- 4 cucharadas de agua

- Relleno:

- 2 aguacates maduros

- Mayonesa

- 3 huevos

- 2 cucharadas de cilantro fresco finamente picado

- 1 chile rojo finamente picado

- Cebolla en polvo

- Sal

- ½ taza de queso crema

- 1¼ tazas de queso rallado

Direcciones:

1. Precalentar el horno a 350° F. Mezclar todos los ingredientes para la masa de la tarta en un procesador de alimentos hasta que se forme una bola de masa, lo que suele llevar unos minutos. Utiliza tus manos o un tenedor en ausencia de un procesador de alimentos para amasar la masa.

2. Coloque un trozo de papel pergamino en un molde desmontable de no más de 30 cm de diámetro. El molde desmontable facilita la extracción de la tarta cuando está hecha. Engrasa el molde y el papel pergamino.

3. Con una espátula aceitada o con los dedos untados de aceite, extender la masa en el molde. Hornee la corteza durante 10 minutos.

4. Partir el aguacate por la mitad. Retirar la cáscara y el hueso, y cortar el aguacate en dados.

5. Quita las semillas del chile y pícalo muy fino. Combina el aguacate y el chile en un bol y mézclalos con los demás ingredientes.

6. Vierte la mezcla en la masa de la tarta y hornéala durante 35 minutos o hasta que esté ligeramente dorada. Sírvelo con una ensalada verde.

Nutrición: Calorías: 323 Proteínas: 45 Gramos Grasas: 18 Gramos Carbohidratos netos: 10 Gramos

Mousse de bayas intermitente

Tiempo de preparación: 10 minutos

Tiempo de cocción: 20 minutos

Porciones: 4

Ingredientes:

- 2 tazas de nata para montar

- 3 oz. de frambuesas frescas, fresas o incluso arándanos

- 2 oz. de nueces picadas

- ½ limón la cáscara

- ¼ de cucharadita de extracto de vainilla

Direcciones:

1. Vierta la nata en un bol y bátala con una batidora de mano hasta que se formen picos suaves. También puedes utilizar una batidora de varillas, pero esto te llevará algo de tiempo. Añade la ralladura de limón y la vainilla una vez que hayas terminado de batir la mezcla de nata.

2. Mezclar las bayas y las nueces con la nata montada y remover bien.

3. Cubra la mousse con un envoltorio de plástico y déjela reposar en el frigorífico durante 3 o más horas para obtener una mousse más firme. Si su objetivo es tener una consistencia menos firme, puede comer el postre de inmediato.

Nutrición: Calorías: 105 Proteínas: 33 gramos Grasas: 14 gramos Carbohidratos netos: 20 gramos

GUARNICIONES

La calabaza amarilla más sencilla

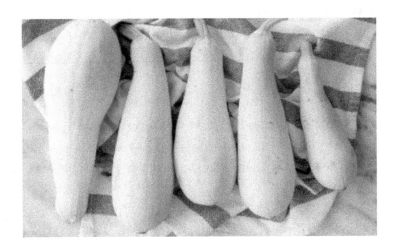

Tiempo de preparación: 10 minutos

Tiempo de cocción: 12 minutos

Porciones: 4

Ingredientes:

- 2 cucharadas de aceite de oliva
- lb. de calabaza amarilla, cortada en rodajas finas
- cebolla amarilla pequeña, cortada en aros finos
- diente de ajo picado
- cucharadita de agua
- Sal y pimienta blanca recién molida, al gusto

Direcciones:

1. En una sartén grande, calentar el aceite a fuego medio-alto y saltear la calabaza, la cebolla y el ajo durante unos 3-4 minutos.
2. Añadir el agua, la sal y la pimienta negra y remover para combinar.
3. Reduzca el fuego a bajo y cocine a fuego lento durante unos 6-8 minutos.
4. Servir caliente.

Nutrición: Calorías: 86; Carbohidratos: 5,7g; Proteínas: 1,6g; Grasas: 7,2g; Azúcar: 2,7g; Sodio: 51mg; Fibra: 1,7g

Arroz de calabaza y coliflor

Tiempo de preparación: 5 minutos

Tiempo de cocción: 10 minutos

Porciones: 4

Ingredientes:

- 2 onzas de aceite de oliva
- cebolla amarilla picada
- dientes de ajo picados
- 12 onzas de arroz de coliflor
- tazas de caldo de pollo
- 6 onzas de puré de calabaza
- ½ cucharadita de nuez moscada molida
- cucharadita de tomillo picado
- ½ cucharadita de jengibre rallado
- ½ cucharadita de canela en polvo
- ½ cucharadita de pimienta de Jamaica
- onzas de crema de coco

Direcciones:

1. Pon tu olla instantánea en modo saltear, añade el aceite, caliéntalo, añade el ajo y la cebolla, remueve y saltea durante 3 minutos.
2. Añade el arroz de coliflor, el caldo, el puré de calabaza, el tomillo, la nuez moscada, la canela, el jengibre y la pimienta de Jamaica, remueve, tapa y cocina a fuego alto durante 12 minutos.
3. Añadir la crema de coco, remover, repartir en los platos y servir como guarnición.

4. Que lo disfrutes.

Nutrición: Calorías 152, grasas 2, fibra 3, carbohidratos 5, proteínas 6

RECETAS DE CARNE

Receta de salchichas, carne y chile

Tiempo de preparación: 20 minutos

Tiempo de cocción: 8 horas

Porciones: 6

Ingredientes:

- libra (454 g) de salchicha suave a granel
- libra (454 g) de carne picada
- 4 dientes de ajo picados
- ½ cebolla amarilla mediana picada
- pimiento verde picado
- (14½ onzas / 411 g) de lata de tomates cortados en cubos con su jugo
- 1½ cucharaditas de comino molido
- cucharada de chile en polvo
- (6 onzas / 170 g) lata de pasta de tomate baja en carbohidratos
- ⅓ taza de agua
- Coberturas:
- taza de crema agria
- ½ taza de cebollas verdes cortadas

- cucharadas de jalapeños en rodajas
- ½ taza de queso Cheddar rallado

Direcciones:

1. En una olla, añada la salchicha y la carne. Cocinar hasta que se doren. Romper los grumos con una cuchara de madera. Secar con toallas de papel. Reservar la mitad de la carne para los goteos.
2. Pasar la carne a una olla de cocción lenta. Agregue los jugos reservados, el ajo, la cebolla, el pimiento, los tomates con sus jugos, el comino, el chile en polvo, la pasta de tomate y el agua. Mezcle bien para combinar.
3. Poner la tapa de la olla de cocción lenta y cocinar durante unas 8 horas hasta que las verduras se ablanden.
4. Páselas a los platos de servir. Cubra con crema agria, cebollas verdes, jalapeños en rodajas y queso rallado antes de servir.

Nutrición: calorías: 388 grasa: 24,7g carbohidratos totales: 10,6g fibra: 2,9g proteína: 33,4g

Brochetas de solomillo marinado

Tiempo de preparación: 15 minutos

Tiempo de cocción: 10 minutos

Porciones: 3

Ingredientes:

- Marinado:
- 1½ cucharaditas de pimentón
- cucharadita de comino molido
- cucharada de chile en polvo
- ½ cucharadita de ajo en polvo
- ½ cucharadita de sal
- Zumo de 1 lima
- cucharadas de aceite de aguacate
- Brochetas:
- libra (454 g) de solomillo deshuesado, cortado en cubos de 1 pulgada
- pimiento rojo
- pimiento verde
- ½ cebolla roja, pelada y cortada en trozos de 1 pulgada
- Jalapeños en rodajas, para decorar
- Equipo especial:
- 6 brochetas de bambú (de unos 25 cm de largo), remojadas durante al menos 30 minutos

Direcciones:

1. Poner el filete en una bolsa Ziploc y reservar.
2. Prepare el adobo: En un tazón pequeño, mezcle el pimentón, el comino, el chile, el ajo y la sal, luego mezcle

bien con un tenedor. Añade el zumo de lima y el aceite de aguacate, y mezcla bien. Transfiera la mezcla a la bolsa para filetes y ciérrela bien. Mueva lentamente para permitir que los trozos se cubran uniformemente en la marinada. Transfiera la bolsa al refrigerador y enfríe durante 45 minutos.

3. Precaliente la parrilla a fuego medio-alto.
4. Quite las pepitas y las membranas de los pimientos rojos y verdes, y córtelos en trozos de 1 pulgada.
5. Ensartar en las brochetas, alternativamente, el filete marinado, la cebolla y los pimientos.
6. Deje que las brochetas se asen durante 10 minutos o hasta que se doren.
7. Pasar a los platos de servir y adornar con los jalapeños antes de servir.

Nutrición: calorías: 428 grasas: 28,9g carbohidratos totales: 8,4g fibra: 3,0g proteínas: 33,0g

Mini-panes de carne con envoltura de tocino

Tiempo de preparación: 10 minutos

Tiempo de cocción: 30 minutos

Porciones: 8

Ingredientes:

- libra (454 g) de carne picada
- ⅓ taza de levadura nutricional
- ¾ de cucharadita de sal marina gris molida
- ¼ de taza de salsa de tomate baja en carbohidratos
- cucharada de mostaza amarilla preparada
- ¼ de cucharadita de pimienta negra molida
- 8 (1 onza / 28 g) tiras de tocino

Direcciones:

1. Precalentar el horno a 180°C (350°F).
2. En un bol, añada la carne, la levadura, la sal, la salsa de tomate, la mostaza y la pimienta. Mezclar bien con las manos.
3. Hacer los mini pasteles de carne: Sacar porciones de 1 cucharada y enrollar para formar un cilindro. Repita la operación con el resto de la mezcla para formar 8 cilindros. Envuelva cada cilindro con una tira de tocino. Colocar los cilindros envueltos en una sartén de hierro fundido (con los extremos sueltos del tocino hacia abajo) con un espacio de ½ pulgada (1,25 cm) entre los cilindros.

4. Hornee en el horno precalentado durante unos 30 minutos o hasta que un termómetro de lectura instantánea insertado en el centro registre 165°F (74°C).
5. Ajuste la parrilla del horno a nivel alto. Deje que los mini pasteles de carne se asen durante 2 minutos hasta que el tocino esté crujiente.
6. Pasar a una fuente de servir para que se enfríe antes de servir.

Nutrición: calorías: 295 grasa: 21,2g carbohidratos totales: 3,2g fibra: 1,0g proteína: 21,9g

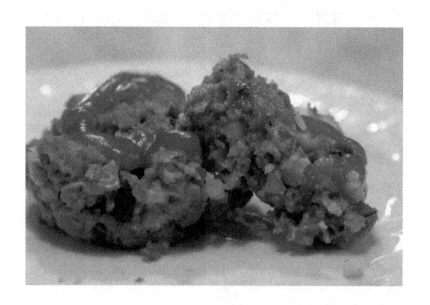

AVES DE CORRAL

Mantequilla de huevo

Tiempo de preparación: 5 minutos

Tiempo de cocción: 0 minutos

Raciones: 2

Ingredientes:

- 2 huevos grandes, duros
- 3 onzas de mantequilla sin sal
- ½ cucharadita de orégano seco
- ½ cucharadita de albahaca seca
- 2 hojas de lechuga iceberg
- Sazonar:
- ½ cucharadita de sal marina
- ¼ de cucharadita de pimienta negra molida

Direcciones:

1. Pelar los huevos, picarlos finamente y colocarlos en un bol mediano.
2. Añadir el resto de los ingredientes y remover bien.
3. Servir la mantequilla de huevo envuelta en una hoja de lechuga.

Nutrición: 159 calorías; 16,5 g de grasas; 3 g de proteínas; 0,2 g de carbohidratos netos; 0 g de fibra

Pollo desmenuzado en una envoltura de lechuga

Tiempo de preparación: 5 minutos

Tiempo de cocción: 15 minutos

Raciones: 2

Ingredientes:

- 2 hojas de lechuga iceberg
- 2 muslos de pollo grandes
- 2 cucharadas de queso cheddar rallado
- 3 tazas de agua caliente
- 4 cucharadas de salsa de tomate
- Sazonar:
- cucharada de salsa de soja
- cucharada de chile rojo en polvo
- ¾ de cucharadita de sal
- ½ cucharadita de pimienta negra molida

Direcciones:

1. Encienda la olla instantánea, coloque los muslos de pollo en ella y añada el resto de los ingredientes, excepto la lechuga.
2. Remover hasta que se acabe de mezclar, cerrar la olla instantánea con una tapa y cocinar durante 15 minutos a alta presión y cuando esté hecho, liberar la presión de forma natural.
3. A continuación, abra la olla instantánea, pase el pollo a una tabla de cortar y desmenúcelo con dos tenedores.

4. Dividir el pollo entre dos hojas de lechuga y rociar con parte del líquido de cocción, reservando el resto del líquido de cocción para utilizarlo más tarde como caldo de pollo.
5. Sirve.

Nutrición: 143,5 calorías; 1,4 g de grasas; 21,7 g de proteínas; 3,4 g de carbohidratos netos; 0,7 g de fibra;

Pollo a la sidra

Tiempo de preparación: 10 minutos

Tiempo de cocción: 18 minutos

Raciones: 2

Ingredientes:

- 2 muslos de pollo
- ¼ de taza de vinagre de sidra de manzana
- cucharadita de stevia líquida
- Sazonar:
- ½ cucharada de aceite de coco
- 1/3 de cucharadita de sal
- ¼ de cucharadita de pimienta negra molida

Direcciones:

1. Encienda el horno, póngalo a 450 grados F y déjelo precalentar.
2. Mientras tanto, coloque el pollo en un bol, rocíe con aceite y luego sazone con sal y pimienta negra
3. Tome una bandeja para hornear, coloque los muslos de pollo preparados en ella y hornee durante 10 a 15 minutos o hasta que su temperatura interna alcance los 165 grados F.
4. Mientras tanto, coge un cazo pequeño, ponlo a fuego medio, vierte el vinagre, añade la stevia y lleva la mezcla a ebullición.
5. A continuación, cambiar el fuego al nivel bajo y cocer a fuego lento la salsa durante 3 a 5 minutos hasta que se reduzca a la mitad, reservar hasta que se necesite.

6. Cuando el pollo se haya asado, úntelo generosamente con la salsa de sidra preparada, luego encienda la parrilla y hornee el pollo durante 3 minutos hasta que se dore.
7. Sirve.

Nutrición: 182,5 calorías; 107,5 g de grasas; 15,5 g de proteínas; 2,5 g de carbohidratos netos; 0 g de fibra

Bocaditos de pollo envueltos en tocino

Tiempo de preparación: 10 minutos

Tiempo de cocción: 20 minutos

Raciones: 2

Ingredientes:

- muslo de pollo, deshuesado, cortado en trozos pequeños
- 4 rebanadas de tocino, cortadas en tercios
- cucharada de ajo en polvo
- Sazonar:
- ¼ de cucharadita de sal
- 1/8 cucharadita de pimienta negra molida

Direcciones:

1. Encienda el horno, póngalo a 400 grados F y déjelo precalentar.
2. Corta el pollo en trozos pequeños y colócalos en un bol, añade sal, ajo en polvo y pimienta negra y remueve hasta que estén bien cubiertos.
3. Envuelva cada pieza de pollo con una tira de tocino, colóquela en una fuente de horno y hornéela de 15 a 20 minutos hasta que esté crujiente, dándole la vuelta con cuidado cada 5 minutos.
4. Sirve.

Nutrición: 153 calorías; 8,7 g de grasas; 15 g de proteínas; 2,7 g de carbohidratos netos; 0,7 g de fibra;

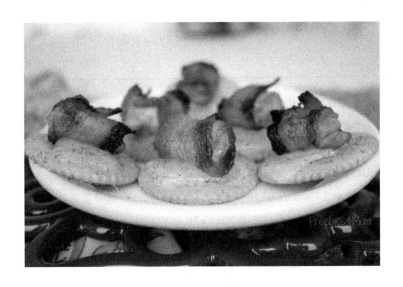

RECETAS DE MARISCO

Filetes de trucha con salsa de yogur al limón

Tiempo de preparación: 12 minutos

Tiempo de cocción: de 8 a 10 minutos

Porciones: 4

Ingredientes:

- taza de yogur griego natural
- pepino, rallado
- cucharadita de ralladura de limón
- cucharada de aceite de oliva virgen extra
- Sal y pimienta negra recién molida, al gusto
- cucharadas de eneldo fresco picado
- pizca de pimienta de limón
- Filetes de trucha arco iris (6 onzas / 170 g)

Direcciones:

1. Mezclar en un bol el yogur, el pepino, la ralladura de limón, el aceite de oliva, la sal y la pimienta. Remover bien y reservar.
2. Precalentar el horno a 205°C (400°F).
3. Espolvorear la pimienta de limón por encima y disponer los filetes en una fuente de horno engrasada.
4. Hornear en el horno precalentado durante unos 8 a 10 minutos o hasta que estén tiernos con un tenedor.

5. Retirar del horno y servir el pescado junto con la salsa de yogur.

Nutrición: calorías: 281 grasa: 11,4g carbohidratos totales: 5,3g fibra: 0,7g proteína: 37,6g

Gambas clásicas a la plancha

Tiempo de preparación: 30 minutos

Tiempo de cocción: 15 minutos

Porciones: 4

Ingredientes:

- 2 dientes de ajo picados
- ½ taza de mantequilla derretida
- ½ taza de vino blanco seco
- 2 libras (907 g) de camarones medianos, pelados y desvenados
- 3 cebollas verdes picadas

Direcciones:

1. Precalentar el horno a 205°C (400°F).
2. En un bol, combine el ajo, la mantequilla, el vino y las gambas. Revuelva bien.
3. Colocar las gambas en una fuente de horno engrasada. Coloca la fuente en el horno y hornea durante unos 8 minutos hasta que las gambas estén opacas.
4. Retirar del horno y servir las gambas con cebollas verdes por encima.

Nutrición: calorías: 209 grasa: 2,2g carbohidratos totales: 1,6g fibra: 0,2g proteína: 45,9g

Racimos de cangrejo de las nieves con mantequilla de ajo

Tiempo de preparación: 5 minutos

Tiempo de cocción: 15 minutos

Raciones: 2

Ingredientes:

- libra (454 g) de racimos de cangrejo de las nieves, descongelados si es necesario
- ¼ de taza de mantequilla
- diente de ajo picado
- 1½ cucharaditas de perejil seco
- ⅛ cucharadita de sal
- ¼ de cucharadita de pimienta negra molida

Direcciones:

1. En la tabla de cortar, haga un corte longitudinal en el caparazón de cada cangrejo. Reservar.
2. En una sartén, derrita la mantequilla a fuego medio. Añadir el ajo y cocinar durante 2 minutos hasta que esté tierno. Añada el perejil, la sal y la pimienta, y cocine durante 1 minuto más. Incorpore el cangrejo y cocine a fuego lento de 5 a 6 minutos.
3. Retirar del fuego y servir en un plato.

Nutrición: calorías: 222 grasa: 4,0g carbohidratos totales: 0,8g fibra: 0,1g proteína: 45,7g

Zoodles con salsa de salmón cremosa

Tiempo de preparación: 15 minutos

Tiempo de cocción: 15 minutos

Porciones: 4

Ingredientes:

- 2 libras (907 g) de calabacín
- Sal y pimienta negra recién molida, al gusto
- 4 onzas (113 g) de queso crema
- taza de nata líquida
- ¼ de taza de albahaca fresca picada
- libra (454 g) de salmón ahumado
- lima, exprimida
- cucharadas de aceite de oliva

Direcciones:

1. Cortar el calabacín después de lavarlo bien en rodajas finas con un cuchillo afilado.
2. Prepare un colador para filtrar los calabacines, añada un poco de sal y mézclelos para cubrirlos bien. Déjelos reposar de 7 a 12 minutos. Presiona suavemente la mezcla para eliminar el exceso de agua salada.
3. Mientras tanto, mezcle el queso crema con el zumo de limón y la albahaca fresca picada en un bol. Reservar hasta el momento de servir.
4. Cortar el salmón en rodajas finas y espolvorear con sal y pimienta. Añade el salmón a una sartén aceitada y fríelo a fuego medio-alto durante 8 minutos o hasta que el salmón esté opaco y tierno por ambos lados. A

continuación, añada las espirales de calabacín y cocínelas durante 2 minutos hasta que estén blandas.

5. Servir la receta en un plato grande con la salsa de crema.

Nutrición: calorías: 444 grasa: 33,4g carbohidratos totales: 10,1g fibra: 2,6g proteína: 29,3g

Delicioso ceviche intermitente

Tiempo de preparación: 15 minutos

Tiempo de cocción: 0 minutos

Porciones: 4

Ingredientes:

- libra (454 g) de pescado blanco sin piel, cortado en cubos de ½ pulgada
- ½ cebolla roja, cortada en rodajas finas
- jalapeño fresco, sin semillas y cortado en rodajas finas
- ¼ de pimiento rojo, cortado en rodajas finas
- cucharada de sal
- ¾ de taza de zumo de lima, más lo necesario
- Para servir:
- cucharadas de zumo de lima
- lima, cortada en gajos
- cucharadas de aceite de oliva
- cucharadas de cilantro fresco picado

Direcciones:

1. Prepara un plato con tapa para poner el pescado blanco sin piel, luego agrega las cebollas, el jalapeño, el pimiento morrón en rodajas finas y la sal. Revuelve para cubrir bien el pescado. Vierte el zumo de lima por encima.
2. Dejar el pescado en la nevera durante unas 3 horas para que se infusione.

3. Saque el pescado y las verduras de la nevera y deseche la marinada. Enjuague bien el pescado y las verduras con agua fría.
4. Coloque el pescado en una fuente de servir, luego rocíe con aceite de oliva y jugo de limón. Esparza el cilantro fresco para cubrirlo. Servir frío con lima.

Nutrición: calorías: 174 grasas: 7,6g carbohidratos totales: 6,3g fibra: 0,6g proteínas: 20,7g

Salmón al horno con zumo de naranja

Tiempo de preparación: 10 minutos

Tiempo de cocción: 10 minutos

Raciones: 2

Ingredientes:

- ½ libra de filete de salmón
- zumo de naranja
- Una pizca de jengibre en polvo
- pimienta negra, al gusto
- sal, al gusto
- ½ zumo de limón
- 1 onza de leche de coco

Direcciones:

1. Frote el filete de salmón con las especias y déjelo reposar durante 15 minutos.
2. Coge un bol y exprime una naranja.
3. Exprimir también el zumo de limón y mezclar.
4. Verter la leche en la mezcla y remover.
5. Coge una fuente de horno y fórrala con papel de aluminio.
6. Coloque la teca sobre ella y vierta la salsa sobre el filete.
7. Cubrir con otra hoja y hornear durante 10 minutos a 350 grados F.
8. Sirve y disfruta.

Nutrición: Calorías: 300 Grasas,: 3g Carbohidratos: 1g Proteínas: 7g Fibra: 1g Carbohidratos netos: 0g

Mezcla de salmón y gambas

Tiempo de preparación: 5 minutos

Tiempo de cocción: 20 minutos

Porciones: 4

Ingredientes:

- 4 filetes de salmón, sin espinas
- libra de camarones, pelados y desvenados
- cucharadita de condimento cajún
- Una pizca de sal y pimienta negra
- cucharadas de aceite de oliva
- Zumo de 1 limón
- ½ taza de caldo de pollo
- cucharadas de passata de tomate

Direcciones:

1. Poner la olla instantánea en modo Saltear, poner el aceite, calentarlo, añadir el resto de los ingredientes excepto el salmón y las gambas y cocinar durante 3 minutos.
2. Añade el salmón y cocínalo durante 2 minutos por cada lado.
3. Ponga las gambas, ponga la tapa y cocine a fuego alto durante 10 minutos.
4. Suelte la presión rápidamente durante 5 minutos, reparta la mezcla entre los platos y sirva.

Nutrición: Calorías 393 Grasas: 20 Fibra: 0,1 Carbohidratos: 2,2 Proteínas: 25

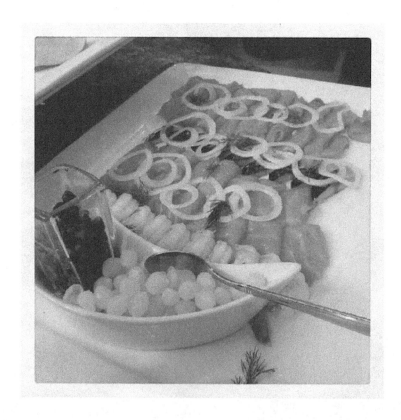

Wrap de tortilla de aguacate y salmón

Tiempo de preparación: 10 minutos

Tiempo de cocción: 20 minutos

Raciones: 2

Ingredientes:

- 3 Huevos grandes
- oz. Salmón ahumado
- .5 de 1 aguacate de tamaño medio
- Cebolleta
- Cucharada de queso cremoso - integral
- Cucharada de cebollino recién picado
- Cucharada de mantequilla o ghee
- Pimienta y sal (al gusto)

Direcciones:

1. Añadir una pizca de pimienta y sal a los huevos. Utiliza un tenedor o un batidor para mezclarlos bien. Incorporar el cebollino y el queso crema.
2. Preparar el salmón y el aguacate (pelar y cortar en rodajas o en trozos).
3. Combinar la mantequilla/ghee y la mezcla de huevos en una sartén. Continuar la cocción a fuego lento hasta que esté hecho.
4. Colocar la tortilla en una fuente con una porción de queso por encima. Espolvorear la cebolla, el aguacate preparado y el salmón en el envoltorio.
5. ¡Cierra y sirve!

Nutrición: Calorías: 765 Carbohidratos netos: 6 g Contenido total de grasa: 67 g Proteínas: 37 g

Tilapia al horno con tomates cherry

Tiempo de preparación: 10 minutos

Tiempo de cocción: 25-30 minutos

Raciones: 2

Ingredientes:

- 2 cucharaditas de mantequilla
- Filetes de tilapia de 1 a 4 oz.
- 8 Tomates cherry
- .25 taza de aceitunas negras sin hueso
- 0,5 cucharadita de sal
- 0,25 cucharadita de pimentón
- .25 cucharadita de pimienta negra
- cucharadita de ajo en polvo
- Cucharada de zumo de limón recién exprimido
- Cucharada. Opcional: Vinagre balsámico

Direcciones:

1. Caliente el horno para que alcance los 375° Fahrenheit.
2. Engrasar una sartén y añadir la mantequilla junto con las aceitunas y los tomates.
3. Sazone la tilapia con las especias. Por último, añada los filetes de pescado a la sartén con un chorrito de zumo de limón.

4. Coloque un trozo de papel de aluminio sobre la sartén. Hornea hasta que el pescado se desmenuce fácilmente (25 a 30 min.).
5. Adornar con el vinagre si se desea.

Nutrición: Calorías: 180 Carbohidratos netos: 4 g Contenido total de grasa: 8 g Proteínas: 23 g

VERDURAS

Alcachofas fáciles con queso

Tiempo de preparación: 5 minutos

Tiempo de cocción: 5 minutos

Porciones: 3

Ingredientes:

- 3 alcachofas medianas, limpias y recortadas
- 3 dientes de ajo machacados
- 3 cucharadas de mantequilla derretida
- Sal marina, al gusto
- 1/2 cucharadita de pimienta de cayena
- 1/4 de cucharadita de pimienta negra molida, o más al gusto
- limón, recién exprimido
- taza de queso Monterey-Jack, rallado
- cucharada de perejil fresco, picado grueso

Direcciones:

1. Comienza añadiendo 1 taza de agua y una cesta de cocción al vapor a la olla instantánea. Coloca las alcachofas en la cesta de vapor; añade el ajo y la mantequilla.
2. Asegure la tapa. Elija el modo "Manual" y la presión alta; cocine durante 8 minutos. Una vez terminada la cocción,

utilice una liberación rápida de la presión; retire la tapa con cuidado.

3. Sazona las alcachofas con sal, pimienta de cayena y pimienta negra. Ahora, rocíalas con zumo de limón   .

4. Cubrir con queso y perejil y servir inmediatamente. Buen provecho!

Nutrición: 173 calorías; 12,5 g de grasas; 9 g de carbohidratos; 8,1 g de proteínas; 0,9 g de azúcares

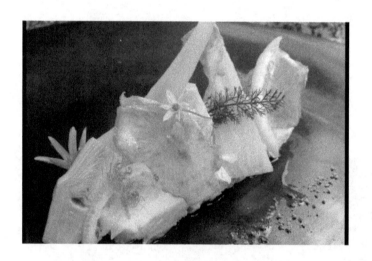

Bok Choy chino

Tiempo de preparación: 2 minutos

Tiempo de cocción: 8 minutos

Porciones: 4

Ingredientes:

- 2 cucharadas de mantequilla derretida
- 2 dientes de ajo picados
- (1/2 pulgada) de raíz de jengibre fresco, rallado
- ½ libra de Bok choy, recortado
- taza de caldo de verduras
- Sal de apio y pimienta negra molida al gusto
- cucharadita de polvo de cinco especias
- cucharadas de salsa de soja

Direcciones:

1. Pulsa el botón "Sauté" para calentar la olla instantánea. Ahora, calienta la mantequilla y saltea el ajo hasta que esté tierno y fragante.
2. Ahora, añada el jengibre rallado y cocine durante otros 40 segundos.
3. Añada el Bok choy, el caldo, la sal, la pimienta negra y el polvo de cinco especias.
4. Asegure la tapa. Elija el modo "Manual" y la presión alta; cocine durante 6 minutos. Una vez terminada la cocción, utilice una liberación rápida de la presión; retire la tapa con cuidado.
5. Rocíe la salsa de soja sobre el Bok choy y sirva inmediatamente. Buen provecho!

Nutrición: 83 calorías; 6,1 g de grasas; 5,7 g de carbohidratos; 3,2 g de proteínas; 2,4 g de azúcares

Col verde con tocino

Tiempo de preparación: 2 minutos

Tiempo de cocción: 8 minutos

Porciones: 4

Ingredientes:

- 2 cucharaditas de aceite de oliva
- 4 rebanadas de tocino picado
- cabeza de col verde, descorazonada y cortada en trozos
- tazas de caldo de verduras
- Sal marina, al gusto
- 1/2 cucharadita de granos de pimienta negra enteros
- cucharadita de pimienta de cayena
- hoja de laurel

Direcciones:

1. Pulsa el botón "Sauté" para calentar la olla instantánea. A continuación, calienta el aceite de oliva y cocina el bacon hasta que esté bien dorado.
2. A continuación, añada el resto de los ingredientes; remueva suavemente para combinarlos.
3. Asegure la tapa. Elija el modo "Manual" y la presión alta; cocine durante 3 minutos. Una vez terminada la cocción, utilice una liberación rápida de la presión; retire la tapa con cuidado.
4. Sírvelo caliente y disfrútalo.

Nutrición: 166 calorías; 13 g de grasa; 7,1 g de carbohidratos; 6,8 g de proteínas; 2,7 g de azúcares

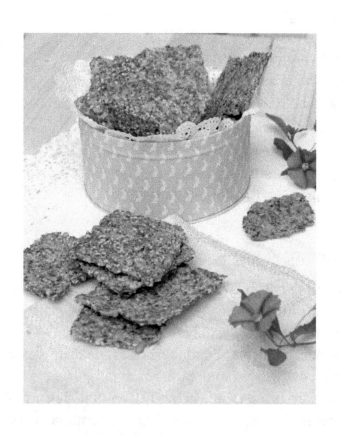

Ensalada tibia de brócoli

Tiempo de preparación: 2 minutos

Tiempo de cocción: 8 minutos

Porciones: 4

Ingredientes:

- libra de brócoli, cortado en ramilletes
- cucharadas de vinagre balsámico
- dientes de ajo picados
- cucharadita de semillas de mostaza
- cucharadita de semillas de comino
- Sal y pimienta, al gusto
- taza de requesón desmenuzado

Direcciones:

1. Coloque 1 taza de agua y una cesta de cocción al vapor en su olla instantánea.
2. Coloque el brócoli en la cesta de la vaporera.
3. Asegure la tapa. Elija el modo "Manual" y la presión alta; cocine durante 5 minutos. Una vez terminada la cocción, utilice una liberación rápida de la presión; retire la tapa con cuidado.
4. Luego, mezcle el brócoli con los demás ingredientes. Sirve y disfruta.

Nutrición: 95 calorías; 3,1 g de grasas; 8,1 g de carbohidratos; 9,9 g de proteínas; 3,8 g de azúcares

SOPAS Y GUISOS

Sopa de setas y tomillo

Tiempo de preparación: 5 minutos

Tiempo de cocción: 20 minutos

Porciones: 4

Ingredientes:

- 2 dientes de ajo picados
- 340 g de setas silvestres picadas
- 4 tazas de caldo de verduras
- 5 onzas (142 g) de crème fraiche
- 2 cucharaditas de hojas de tomillo
- Del armario:
- ¼ de taza de mantequilla
- Sal y pimienta negra recién molida, al gusto

Direcciones:

1. Poner la mantequilla en un cazo y derretirla a fuego medio.
2. Añadir el ajo picado y cocinar durante 1 minuto o hasta que esté fragante.
3. Añadir los champiñones picados y espolvorear con sal y pimienta negra. Remover para combinar y cocinar durante 10 minutos o hasta que las setas estén tiernas.
4. Añadir el caldo de verduras y llevar la sopa a ebullición. Remover constantemente. Bajar el fuego y cocer la sopa

a fuego lento durante 10 minutos o hasta que espese ligeramente.

5. Vierta la sopa en una licuadora y procésela hasta que esté suave, luego incorpore la crème fraiche.
6. Poner la sopa en un bol grande y cubrirla con las hojas de tomillo antes de servirla.

Nutrición: calorías: 282 grasas totales: 25,1g carbohidratos netos: 6,3g proteínas: 7,8g

Sopa cremosa de puré de calabaza

Tiempo de preparación: 10 minutos

Tiempo de cocción: 45 minutos

Porciones: 3

Ingredientes:

- taza de puré de calabaza
- tazas de caldo de pollo
- 4-5 dientes de ajo
- Sal y pimienta negra al gusto
- taza de nata líquida
- cucharada de aceite de oliva

Direcciones:

1. En la olla instantánea, añade todos los ingredientes. Cierra la tapa y cocina durante 40 minutos en el modo Carne/Guisado en Alto. Cuando esté listo, pulsa Cancelar y haz una liberación rápida de la presión. Transfiera a una licuadora y mezcle bien. Vierte en cuencos para servir.

Nutrición: Calorías 465, proteínas 15,4g, carbohidratos netos 6,2g, grasas 43,5g

Guiso de zanahoria y brócoli

Tiempo de preparación: 10 minutos

Tiempo de cocción: 45 minutos

Porciones: 3

Ingredientes:

- taza de brócoli en ramilletes
- Taza de zanahorias en rodajas
- Sal y pimienta negra al gusto
- tazas de caldo de pollo
- taza de nata líquida

Direcciones:

1. Añade los ramilletes, la nata, las zanahorias, la sal y el caldo de pollo; remueve bien. Cierre la tapa y cocine en modo Carne/Guisado durante 40 minutos en Alto. Cuando esté listo, haz una liberación rápida de la presión.
2. Pasar a cuencos para servir y espolvorear pimienta negra por encima.

Nutrición: Calorías 145, proteínas 1,5g, carbohidratos netos 1,2g, grasas

Sopa de setas y carne de vacuno al ajo

Tiempo de preparación: 10 minutos

Tiempo de cocción: 40 minutos

Porciones: 6

Ingredientes:

- libra de carne de ternera, cortada en cubos
- 1½ tazas de champiñones cremini
- 6 tazas de caldo de carne
- ½ taza de crema de leche
- ½ taza de queso crema batido
- cebolla amarilla picada
- dientes de ajo picados
- Sal y pimienta, al gusto
- cucharada de aceite de coco, para cocinar

Direcciones:

1. Añade el aceite de coco a una sartén y dora la carne.
2. Una vez cocida, añadir la carne a la base de una olla con todos los ingredientes menos la nata líquida. Mezclar bien.
3. Llevar a fuego lento y batir de nuevo hasta que el queso crema se mezcle uniformemente con la sopa.
4. Cocer durante 30 minutos.
5. Calentar la nata líquida y añadirla a la sopa.

Nutrición: Calorías: 315Carbohidratos: 5gFibra: 1gCarbohidratos netos: 4gGrasa: 19gProteína: 30g

SNACKS

Sabrosa salsa de cebolla y coliflor

Tiempo de preparación: 20 minutos

Tiempo de cocción: 30 minutos

Raciones: 24

Ingredientes:

- y ½ tazas de caldo de pollo
- cabeza de coliflor, floretes separados
- ¼ de taza de mayonesa
- ½ taza de cebolla amarilla picada
- ¾ de taza de queso crema
- ½ cucharadita de chile en polvo
- ½ cucharadita de comino molido
- ½ cucharadita de ajo en polvo
- Sal y pimienta negra al gusto

Direcciones:

1. Poner el caldo en una olla, añadir la coliflor y la cebolla, calentar a fuego medio y cocinar durante 30 minutos.
2. Añade el chile en polvo, la sal, la pimienta, el comino y el ajo en polvo y remueve.
3. Añade también el queso crema y remueve un poco hasta que se derrita.
4. Triturar con una batidora de inmersión y mezclar con la mayonesa.

5. Pásalo a un bol y guárdalo en la nevera durante 2 horas antes de servirlo.
6. Que lo disfrutes.

Nutrición: Calorías: 40 kcal Proteínas: 1,23 g Grasas: 3,31 g Hidratos de carbono: 1,66 g Sodio: 72 mg

Patatas fritas de cheddar con sabor a taco

Tiempo de preparación: 20 minutos

Tiempo de cocción: 15 minutos

Porciones: 6

Ingredientes:

- ¾ de taza de queso cheddar afilado, finamente rallado
- ¼ de taza de queso parmesano, finamente rallado
- ¼ t de chile en polvo
- ¼ de cucharada de comino molido

Direcciones:

1. Precalentar el horno a 400 grados.
2. Forrar la bandeja de horno con papel pergamino.
3. En un bol, mezcle todos los ingredientes hasta que estén bien mezclados.
4. Haz 12 montones de papel de pergamino para quesos.
5. Presione el queso hasta formar una fina capa de queso.
6. Hornear durante 5 minutos hasta que el queso esté burbujeante.
7. Deje que se enfríe en papel pergamino.
8. Cuando se enfríe por completo, despegue el papel de las patatas fritas.
9. Son un buen sustituto intermitente de las patatas fritas. Son de queso y crujientes. Disfrútalas.

Nutrición: Calorías: 13 kcal Proteínas: 1,36 g Grasas: 0,2 g Hidratos de carbono: 1,43 g Sodio: 42 mg

Galletas crujientes de semillas intermitentes

Tiempo de preparación: 60 minutos

Tiempo de cocción: 55 minutos

Porciones: 30

Ingredientes:

- 1/3 taza de harina de almendra - 1/3 taza de semillas de girasol - 1/3 taza de semillas de calabaza
- 1/3 taza de semillas de lino - 1/3 taza de semillas de chía - 1 cucharada de cáscara de psilio en polvo
- cucharadita de sal -1/4 de taza de aceite de coco derretido
- taza de agua hirviendo

Direcciones:

1. Precalentar el horno a 300 grados.
2. Remover todos los ingredientes secos en un bol mediano hasta que estén bien mezclados.
3. Añadir el aceite de coco y el agua hirviendo a los ingredientes secos y remover hasta que todos los ingredientes se mezclen bien.
4. En una superficie plana, enrolle la masa entre dos trozos de papel pergamino hasta que tenga un grosor de aproximadamente 1/8 de pulgada.
5. Deslice la masa, todavía entre el papel pergamino, sobre una bandeja de horno.
6. Retire la capa superior de papel pergamino y coloque la masa en una bandeja para hornear en el horno.
7. Hornear 40 minutos hasta que se dore.

8. Cortar la parte superior de la masa en trozos del tamaño de una galleta.
9. Dejar en el horno para que se enfríe.
10. Cuando la galleta grande se enfríe, romperla en trozos.
11. Estas galletas pueden guardarse en un recipiente hermético después de que se hayan enfriado por completo.

Nutrición: Calorías: 61 Carbohidratos: 1g Proteínas: .2g Grasas: .6g Sodio: 90 mg

BATIDOS Y BEBIDAS

Batidos de arándanos, coco y chía

Tiempo de preparación: 11 minutos

Tiempo de cocción: 0 minutos

Porciones: 4

Ingredientes:

- taza de arándanos congelados
- Taza de yogur griego desnatado
- 1/2 taza de crema de coco
- taza de leche de anacardo o de almendras sin azúcar
- cucharada de aceite de coco
- cucharada de semillas de chía molidas
- cucharada de edulcorante swerve

Direcciones:

1. En una batidora de alta velocidad, añada todos los ingredientes del batido y mézclelos hasta que estén suaves y combinados.
2. Servir inmediatamente y disfrutar.

Nutrición: 249 calorías 21,07g de grasa 11,26g de carbohidratos 6,23g de proteínas

POSTRES

Copas de natillas de naranja

Tiempo de preparación: 4 horas y 20 minutos

Tiempo de cocción: 5 minutos

Porciones: 5

Ingredientes:

- Leche de coco, entera - 3 tazas
- Huevos - 2
- Zumo de naranja fresco - ¼ de taza
- Naranja mediana, rallada - 1
- Colágeno intermitente, alimentado con hierba - 3 cucharadas
- Extracto de vainilla, sin azúcar - 2 cucharaditas
- Edulcorante de eritritol - 1/8 cucharadita
- Sal - 1/16 cucharadita
- Gelatina, de pastoreo - 1 ½ cucharada
- Agua - 1 taza

Direcciones:

1. Coloque todos los ingredientes en un procesador de alimentos, excepto la gelatina y el agua, pulse hasta que quede suave, luego agregue la gelatina y mezcle hasta que quede suave.
2. Dividir las natillas de manera uniforme entre cinco tarros de media pinta y cubrirlos con su tapa.

3. Encienda la olla instantánea, vierta el agua, inserte el soporte del trébede, coloque los tarros sobre él y cierre la olla instantánea con la tapa en posición de sellado.

4. Pulse el botón "manual", pulse "+/-" para ajustar el tiempo de cocción a 5 minutos y cocine a alta presión; cuando la presión se acumule en la olla, el temporizador de cocción se pondrá en marcha.

5. Cuando la olla instantánea emita un zumbido, pulsa el botón de "mantener caliente", haz una liberación rápida de la presión y abre la tapa.

6. Retirar los tarros con cuidado, dejarlos enfriar a temperatura ambiente durante 15 minutos o más hasta que se puedan coger cómodamente.

7. A continuación, transfiera los tarros de crema pastelera al frigorífico durante un mínimo de 4 horas y deje que se enfríen por completo.

8. Cuando esté listo para servir, agite los frascos un par de veces para mezclar todos los ingredientes y luego sirva.

Nutrición: Calorías: 250; Grasas: 24 g; Proteínas: 5 g; Carbohidratos netos: 2 g; Fibra: 3 g;

Flan de fresa y ruibarbo

Tiempo de preparación: 4 horas y 5 minutos

Tiempo de cocción: 5 minutos

Porciones: 5

Ingredientes:

- Leche de coco, entera - 27 onzas
- Huevos - 2
- Fresas frescas - ¾ de taza
- Ruibarbo picado - ½ taza
- Colágeno, alimentado con hierba - ¼ de taza
- Extracto de vainilla, sin azúcar - 1 cucharadita
- Stevia líquida - 1/16 cucharadita
- Sal - 1/16 cucharadita
- Gelatina, alimentada con hierba - 1 ½ cucharadas
- Agua - 1 taza

Direcciones:

1. Coloque todos los ingredientes en un procesador de alimentos, excepto la gelatina y el agua, pulse hasta que quede suave, luego agregue la gelatina y mezcle hasta que quede suave.
2. Dividir las natillas de manera uniforme entre cinco tarros de media pinta y cubrirlos con su tapa.
3. Encienda la olla instantánea, vierta el agua, inserte el soporte del trébede, coloque los tarros sobre él y cierre la olla instantánea con la tapa en posición de sellado.
4. Pulse el botón "manual", pulse "+/-" para ajustar el tiempo de cocción a 5 minutos y cocine a alta presión;

cuando la presión se acumule en la olla, el temporizador de cocción se pondrá en marcha.

5. Cuando la olla instantánea emita un zumbido, pulsa el botón de "mantener caliente", haz una liberación rápida de la presión y abre la tapa.
6. Retirar los tarros con cuidado, dejarlos enfriar a temperatura ambiente durante 15 minutos o más hasta que se puedan coger cómodamente.
7. A continuación, transfiera los tarros de crema pastelera al frigorífico durante un mínimo de 4 horas y deje que se enfríen por completo.
8. Cuando esté listo para servir, agite los frascos un par de veces para mezclar todos los ingredientes y luego sirva.

Nutrición: Calorías: 262; Grasas: 24 g; Proteínas: 5 g; Carbohidratos netos: 3 g; Fibra: 3 g;

Helado de chocolate y aguacate

Tiempo de preparación: 12 horas y 10 minutos

Tiempo de cocción: 0

Porciones: 6

Ingredientes:

- Aguacates orgánicos grandes, sin hueso - 2
- Eritritol, en polvo - ½ taza
- Cacao en polvo, ecológico y sin azúcar - ½ taza
- Gotas de stevia líquida - 25
- Extracto de vainilla, sin azúcar - 2 cucharaditas
- Leche de coco, entera y sin azúcar - 1 taza
- Nata para montar, entera - ½ taza
- Cuadrados de chocolate, sin azúcar y picados - 6

Direcciones:

1. Saque la pulpa de cada aguacate, póngala en un bol y añada la vainilla, la leche y la nata y bata con una batidora de inmersión hasta que esté suave y cremosa.
2. Añada el resto de los ingredientes, excepto el chocolate, y mezcle hasta que estén bien combinados y sean suaves.
3. Incorpore el chocolate picado y deje que la mezcla se enfríe en la nevera de 8 a 12 horas o hasta que se enfríe.
4. Cuando esté listo para servirlo, deje reposar el helado durante 30 minutos a temperatura ambiente y luego procéselo con una máquina de helados según las instrucciones del fabricante.
5. Servir inmediatamente.

CPSIA information can be obtained
at www.ICGtesting.com
Printed in the USA
BVHW090138040521
606355BV00002B/51

9 781802 332131